INSUFFISANCE HÉPATIQUE

ET

MALADIES DE LA NUTRITION

(HÉPATISME)

(Communication faite au VIe Congrès français de Médecine.)

PAR

M. LE DOCTEUR FRANTZ GLÉNARD

Membre correspondant de l'Académie de Médecine.

TOULOUSE

IMPRIMERIE ET LIBRAIRIE ÉDOUARD PRIVAT

45, RUE DES TOURNEURS, 45

—

1902

INSUFFISANCE HÉPATIQUE

ET

MALADIES DE LA NUTRITION

Par M. le Dr Frantz GLÉNARD

Messieurs, dans le travail que j'ai l'honneur de vous présenter, l'insuffisance hépatique est étudiée d'une tout autre
façon que ne l'ont fait MM. Charrin, Ducamp et Ver Eecke
dans leurs si remarquables rapports. Je me suis placé sur le
terrain exclusif de la clinique et n'invoque à l'appui de ma thèse
aucune de ces expériences si ingénieuses dont d'éminents con-
frères ont armé la science du diagnostic; je ne fais non plus
appel à aucune consécration nécropsique des faits que j'avance
et sur lesquels je sollicite votre attention.

Il est vrai — et c'est une excuse valable — que les malades
dont je m'occupe ne sont pas même alités, à la phase de leur
maladie, du moins, à laquelle j'ai restreint mon étude; si,
d'ailleurs, ils mouraient inopinément, leur autopsie serait refu-
sée, car ces malades appartiennent à la pratique privée, par la
nature même de leur maladie. De ce fait, ils se prêtent également mal à l'expérimentation. Il faut donc, pour les étudier, se
borner à un diagnostic « inerme ».

En outre, — et je crois résumer ainsi la moyenne d'apprécia-
tions formulées dans les trois rapports, — le diagnostic expérimental, inutile dans la « grande insuffisance », où la déchéance
de la cellule hépatique est évidente par les symptômes cliniques
et les signes urologiques, donne, dans la « petite insuffisance »,
où il serait vraiment utile, des résultats fort souvent discuta-

bles. Combien plus précaires ne seraient pas ces résultats dans l'insuffisance dont je m'occupe et qui est plus petite encore !

Or, les faits cliniques sur lesquels je m'appuie me semblent par eux-mêmes assez probants, pour légitimer la description d'une troisième variété d'insuffisance hépatique. Ces faits sont de même ordre que ceux auxquels nous devons la connaissance des ptoses viscérales et du diabète vrai hépatique alcoolique.

J'ai proposé, à diverses reprises, depuis quinze ans, et je propose encore aujourd'hui, avec une conviction qu'accroissent d'année en année mes observations à mesure qu'elles se multiplient, de décrire, sous le nom d' « hépatisme », une insuffisance constitutionnelle, héréditaire ou acquise, du foie.

En outre de la « grande insuffisance », qui est l'agonie du foie, telle qu'on l'observe dans l'ictère grave, par exemple ; en outre de la « petite insuffisance », qui est la phase d'acuité des maladies proprement dites du foie, telles que les cirrhoses, les angiocholites, les dégénérescences, les intoxications, il y a une insuffisance, plus petite encore. Cette « plus petite » insuffisance est constitutionnelle, héréditaire ou acquise, chronique et incurable ; on la rencontre dans tout un groupe de maladies non classées parmi les maladies du foie.

Les maladies que je considère comme causées par cette insuffisance hépatique, et qui, à mon avis, doivent être classées dans les maladies du foie, sont les maladies dites de la nutrition, certaines dyspepsies dites gastriques ou intestinales, certaines névropathies ou neurasthénies dites essentielles, certaines ptoses, certaines chloroses, quelques dermatoses (des genres eczéma, herpès ; les diverses manifestations cutanées (xanthomes, xanthélasma, éphélides, masque, ecchymoses spontanées) que j'ai proposé de désigner sous le nom d' « hépatides » (xanthiques, cyaniques), et enfin une foule de petites maladies désignées par leur symptôme dominant, telles que la constipation chronique, la colite muco-membraneuse, la migraine, le pseudo-angor, etc.

Vis-à-vis de ces maladies, l'insuffisance du foie que je décris joue le rôle d'une diathèse, c'est-à-dire d'une cause seconde, d'une cause inhérente à l'organisme, et le disposant à contracter ces maladies alors même que la cause première a été supprimée. A cette insuffisance diathésique, le seul terme qui convienne est celui d' « hépatisme ».

Dans ces maladies de l'hépatisme, l'insuffisance du foie ne se traduit par les signes propres aux autres insuffisances de cet organe, que lorsque les maladies de l'hépatisme sont à leur période d'exacerbation; aux autres périodes de ces maladies, l'insuffisance du foie se traduit par les signes de la dyscrasie acide. Cette dyscrasie acide, nettement décelée par l'examen urologique, est caractéristique et due à « la rétention et l'accumulation dans les humeurs de produits insuffisamment oxydés » (Bouchard). Quant à l'insuffisance des oxydations, elle est due précisément, dans la doctrine de l'hépatisme que je défends, à l'insuffisance du foie. Les sécrétions insuffisamment élaborées dans cet organe provoquent une élaboration également vicieuse dans les autres tissus de l'économie. Cette insuffisance du foie, d'abord fonctionnelle, puis matérielle, est due, soit à ce que le foie étant normal, le travail exigé par la qualité ou la quantité vicieuses des ingesta est trop fort (insuffisance relative), ou à ce que, le travail exigé étant normal, le foie est trop faible (insuffisance radicale). L'insuffisance radicale peut résulter, soit de la trop longue durée de l'insuffisance relative, c'est-à-dire du surmenage du foie (foie forcé), soit de la tare fonctionnelle laissée par une maladie antérieure du foie.

Cette même dyscrasie acide est rencontrée dans toutes les maladies proprement dites du foie, en outre des signes d'insuffisance qui sont spéciaux à ces maladies. La dyscrasie acide par insuffisance hépatique est donc un caractère commun aux maladies de la nutrition, à certaines dyspepsies-névropathies, etc., et aux maladies du foie. On voit, du reste, les maladies du foie alterner avec les précédentes chez un même sujet, se transmettre l'une l'autre de ce sujet à sa descendance, et prouver ainsi une sorte d'équivalence avec elles. Toutes ces maladies appartiennent donc à la même famille nosologique, et leur caractère commun de parenté, c'est l'insuffisance hépatique avec dyscrasie acide. Le terme « hépatisme » est encore le seul qui puisse, conformément à la nomenclature, servir pour désigner, par son radical, la localisation hépatique, par sa désinence une affection du foie pouvant se traduire par des syndrômes variés, alternants, successifs, bref une famille de maladies hépatiques.

Les termes « hyperhépatie, hypohépatie », qui ont été proposés, peuvent bien servir à distinguer des modalités secondaires de l'insuffisance fonctionnelle du foie, constitutive de l'hépatisme. Cette insuffisance qui, dans les deux cas, se trahit par la dyscrasie acide, peut être en effet relative ou radicale, ou masquée, ou compensée par l'exagération d'une ou plusieurs des fonctions du foie, mais seul le terme « Hépatisme » implique la notion d'un trouble générique, constitutionnel, groupant entre

eux les membres d'une même famille nosologique. Ce groupe-
ment est rigoureusement conforme aux enseignements de la
clinique.

C'est la caractéristique familiale de ces maladies, dont la clinique affirme la parenté, que se sont efforcées successivement
de dégager les doctrines de l'arthritisme, de la bradytrophie, de
l'herpétisme. Or, ces doctrines, non seulement méconnaissent,
mais encore repoussent explicitement toute intervention du
foie dans la pathogénie. La doctrine de l'hépatisme, que je
prétends leur substituer, fait au contraire du foie la clef de
voûte de l'édifice nosologique.

La théorie hépatique des maladies de la nutrition diffère des
théories qui l'ont précédée par les points suivants :

1º Elle ajoute à la famille des maladies de la nutrition (obésité, goutte, gravelle, lithiase biliaire, diabète, etc.) certaines
dyspepsies, certaines nevropathies indéterminées, certaines
ptoses, chloroses, dermatoses, etc., et, en outre, les maladies
proprement dites du foie, sauf les cancéreuses, les syphiliti-
ques, les tuberculeuses, les parasitaires, les foies cardiaques,
brightiques, etc., bref, sauf les foies ne portant pas en eux-
mèmes le principe de leur maladie.

2º Elle adopte, pour localisation du principe morbide commun, le foie, et non la molécule du protoplasma des tissus,
comme le fait la Bradytrophie, ou les humeurs comme l'Arthritisme, ou le système nerveux comme l'Herpétisme.

3º Elle a pour caractères fondamentaux, non pas les manifestations articulaires et la formation de tophus, comme l'Arthritisme, non pas les troubles vaso-moteurs ou trophiques, comme
l'Herpétisme, mais les caractères suivants : comme *signes objectifs*. les anomalies objectives palpables du foie et de l'intestin ; comme *syndrôme subjectif*, le trouble des fonctions
dont le foie est l'organe prépondérant, c'est-à-dire le trouble
des fonctions de l'appareil digestif. On peut, en effet, dans tous
les cas, abstraire le syndrôme suivant, dégagé par la doctrine
de l'hépatisme : périodicité régulière, quotidienne ou quoti-
nocturne des malaises ou de leur exacerbation, en rapport avec
la périodicité des actes de la nutrition ; trouble des fonctions
intestinales ; trouble du sommeil ; relation des troubles avec la
qualité ou la quantité des ingesta, et, comme conséquence, non
comme cause, ce caractère de la doctrine bradytrophique : formation et accumulation dans les humeurs de produits insuffisamment oxydés, ainsi que le prouve la séméiologie urologique.

4º La doctrine de l'hépatisme reconnaît comme cause inhérente à l'organisme (cause seconde, cause diathésique) une insuffisance fonctionnelle du foie, et comme conséquence, non comme cause, le trouble permanent, signalé par la doctrine bradytrophique, des mutations nutritives par ralentissement ou insuffisance des métamorphoses de la matière.

5° La cause première, dans la doctrine de l'hépatisme, est, non pas toujours l'hérédité humorale, comme dans les autres doctrines, mais l'une ou l'autre des causes, chez l'individu ou ses ascendants, des maladies proprement dites du foie : intoxications et auto-intoxications (en particulier l'alcool et les excès alimentaires chez l'homme, la grossesse chez la femme), infections, ébranlements psychiques, ptoses traumatiques. L'hépatisme peut donc être acquis ou héréditaire. C'est l'hérédité hépatique substituée à l'hérédité arthritique, bradytrophique ou herpétique. Je suis heureux de constater que le principe, que j'ai posé, d'une hérédité hépatique possible est aujourd'hui accepté (Charrin, Gilbert, Ducamp, etc.).

6° Enfin, comme traitement, la doctrine de l'hépatisme conclut, non pas seulement à l'emploi constant des alcalins, comme la doctrine arthritique, non pas seulement à l'emploi éventuel de la quinine, comme la doctrine herpétique, non pas seulement à l'hygiène générale, comme toutes les doctrines, mais encore au traitement indiqué dans toutes les maladies du foie : régime alimentaire approprié, purgatifs, et parfois diurétiques, diaphorétiques, et, avant tout, suppression des causes premières des maladies du foie (en particulier alcool et excès ou erreurs alimentaires).

La doctrine de l'hépatisme est vieille comme la médecine; elle a dominé la pathologie générale durant quinze siècles; depuis trois siècles elle a sombré, à la suite de la découverte des lymphatiques, des chylifères et surtout du réservoir de Pecquet. Cette découverte avait fait croire que le chyle ne passait plus par le foie, que cet organe ne servait plus à la nutrition. Depuis lors, en dépit des conquêtes de la physiologie, en dépit des trop rares médecins qui la défendaient, les Stahl, les Riolan, les Beau, les Murchison, la théorie hépatique n'a pu reprendre, en pathologie générale, la place qui lui revient, et qui est la première place. Loin de là, avons-nous vu, le rôle du foie est exclu de la pathogénie des maladies de la nutrition dans les doctrines qui ont précédé celle de l'hépatisme.

Si, à mon tour, je défends, et depuis quinze ans, la doctrine hépatique, c'est que les faits nouveaux sur lesquels je l'appuie ne me semblent comporter aucune autre interprétation.

Les faits sur lesquels repose la doctrine de l'hépatisme sont d'ordre exclusivement clinique. Je les ai mis au jour le jour en parallèle avec les faits d'ordre expérimental qui, par une heureuse coïncidence, se sont multipliés depuis dix ans. Non seulement je n'ai relevé aucune contradiction, mais chaque fait expérimental nouveau venait, au contraire, apporter sa confirmation à la doctrine.

Les faits cliniques propres à la doctrine de l'hépatisme ont eu pour origine un principe nouveau de recherches et une méthode nouvelle d'investigation. Ce principe, c'est l'exploration systématique du foie chez tous les malades; cette méthode, c'est la technique de palpation que j'ai désignée sous le nom de « procédé du pouce. »

Grâce à l'exploration systématique par la simple palpation habituelle, on constate déjà que le foie, considéré comme toujours indemne dans ces maladies, se présente au contraire avec une augmentation de volume dans le tiers des dyspepsies, des névropathies et des maladies de la nutrition. Cette constatation a été vérifiée exacte par MM. Bouchard, Legendre, Robin.

Grâce à la technique du « procédé du pouce », on trouve que, outre ce tiers de gros foies (ainsi désignés par M. Bouchard), il y a encore plus d'un tiers de foies anormaux objectivement, de telle sorte que 60 à 70 % des sujets de l'hépatisme ont un foie manifestement malade. Car tout foie accessible à la palpation est un foie malade, de même que tout foie malade est un foie insuffisant.

La technique du « procédé du pouce », dont la dernière et définitive description a été minutieusement donnée dans le traité des « Ptoses viscérales », a passé, avant d'être complète, par trois étapes, dont les intervalles se comptent par centaines de malades, et qui chacune ont agrandi son domaine. C'est d'abord la substitution de la palpation, comme méthode de choix dans l'exploration du foie, à la percussion; en second lieu, c'est l'utilisation du mouvement respiratoire pour augmenter l'accessibilité du foie, le diaphragme abaissant le bord inférieur de cet organe pendant l'inspiration; c'est, en troisième lieu, l'utilisation du refoulement sous le foie de la masse intestinale sous-jacente. Ce refoulement fait basculer en avant l'arête caractéristique du bord du foie et permet ainsi, soit de ne pas méconnaître la présence de cet organe dans la région du flanc lorsqu'il s'y trouve, soit d'éviter la confusion entre un foie hypertrophié et un foie déformé (tous deux englobés à tort sous le nom de gros foies), ou entre une tumeur constituée par le foie et une tumeur formée par le rein ou la vésicule biliaire. Cette nouvelle technique de palpation m'a permis d'enrichir la séméiologie objective du foie des caractères suivants :

1° Il y a lieu de décrire et d'ajouter aux quatre types classiques du foie : foie hypertrophié, foie tuméfié, foie normal, foie petit, les quatre types suivants de foies souples, qui étaient inconnus cliniquement et que seul fait distinguer le procédé du pouce : foie déformé, foie ptosé (jusqu'ici confondus avec les gros foies ou avec les tumeurs formées par le rein droit), foie hyperesthésié sans autre changement objectif, foie à ressaut derrière le rebord costal;

2° Il y a lieu de distinguer et de décrire des caractères de localisation différente, que le procédé du pouce décèle lorsqu'elle existe, dans chacun des trois lobes droit, gauche et moyen du foie;

3° Le procédé du pouce permet de noter dans chacun des huit types objectifs du foie, et dans chacun des trois lobes de de l'un ou l'autre de ces types, les caractères de différenciation (lorsqu'il existe une localisation lobaire) portant non seulement sur la forme ou la situation, mais sur la mobilité, l'épaisseur, la densité, la sensibilité du foie;

4° La notation des moindres détails objectifs est si exacte, grâce au procédé du pouce, qu'il est facile de reproduire et conserver ces détails sous forme de diagrammes;

5° Enfin, la comparaison des diagrammes successifs d'un même foie permet d'établir que : a) le foie malade est le siège d'un processus évolutif constant, et les variétés objectives observées sur un même foie, dans le cours des années, ne sont que les diverses phases de ce processus; b) lorsque le foie a été hypertrophié, il ne recouvre plus son intégrité objective; c) les types de foies souples, foie déformé, foie à ressaut, sont les stigmates d'une ancienne hypertrophie du foie; d) les trois lobes du foie, accessibles à la palpation (les lobes droit, carré ou moyen, et gauche, à l'exclusion du lobe de Spiegel) sont respectivement indépendants l'un de l'autre vis-à-vis du processus pathologique; e) le processus objectif, dans les maladies de l'hépatisme (y compris les maladies du foie), évolue suivant un ordre déterminé, en rapport avec la nature (la porte d'entrée) et la phase de la maladie, soit d'un lobe à l'autre lobe, soit d'un type objectif a un autre type objectif de la glande en son entier.

Cette indépendance lobaire que j'ai démontrée par la clinique, prouvée anatomiquement par l'hydrotomie du foie, a été véri-

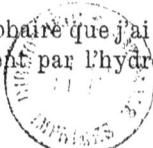

fiée par les expériences physiologiques de M. Séréjé. M. Séréjé a également démontré d'une façon péremptoire, par l'expérimentation et l'anatomie pathologiques, la justesse de l'hypothèse que j'avais émise, au nom de la clinique, d'une relation plus étroite de tel ou tel lobe du foie avec tel ou tel segment du tube gastro-intestinal.

Un procédé d'investigation comme le « procédé du pouce », qui enrichit à ce point la séméiologie du foie, est digne de toute attention. Je ne crains pas de comparer les progrès qu'il permet de réaliser en clinique abdominale à ceux que l'auscultation a réalisés en clinique thoracique. La technique en est simple, mais, comme toute technique, demande quelque apprentissage.

On peut diviser en trois groupes l'exposé des faits nouveaux sur lesquels s'appuie la doctrine de l'hépatisme, armée de son procédé technique d'investigation, pour affirmer la pathogénie hépatique des maladies de la nutrition et des variétés de dyspepsies, névropathies, dermatoses, ptoses, chloroses, etc., et maladies du foie qui leur sont apparentées.

1° *Faits relatifs à la localisation hépatique.* — Ces faits sont les suivants que je me contente de rappeler sommairement :

Extrême fréquence des foies anormaux dans ces maladies, fréquence plus grande que celle de tout autre signe objectif. Cette constatation a été, depuis mes travaux, partout vérifiée. Elle peut être faite dans 70 % des cas.

Affection plus spéciale de certains types objectifs à certaines maladies : tels le foie hyperesthésié sans autre changement, ou le foie tuméfié, dans les dyspepsies gastriques ou les névropathies ; le foie ptosé, le foie déformé, dans l'entéroptose; le foie souple à ressaut, dans la gravelle ; le foie hypertrophié et sensible, dans la lithiase biliaire ; le foie hypertrophié et indolent, souple ou induré, dans le diabète, la goutte.

Affection plus spéciale de certaines localisations monolobaires à certaines maladies : telles l'hypertrophie du lobe droit dans le diabète, du lobe médian dans la lithiase biliaire, du lobe gauche dans la dyspepsie alcoolique.

Affection commune de certains types objectifs spéciaux du foie à certaines maladies, dont les unes sont des maladies de la nutrition, les autres des maladies proprement dites du foie : telles l'hypertrophie souple qu'on ne rencontre que dans le diabète et la lithiase biliaire; telles l'hypertrophie monolobaire droite, indurée, indolente, qu'on ne rencontre que dans le diabète et la cirrhose alcoolique; telle la ptose du lobe droit qu'on trouve, et dans la lithiase biliaire, et dans l'entéroptose ; ou, enfin, le foie souple à ressaut, commun, d'un côté à la gravelle, au rhumatisme goutteux, de l'autre aux états morbides de l'estomac ou de l'intestin consécutifs aux atteintes de la fièvre paludéenne ou de la dysenterie.

Voici un tableau que j'ai publié en 1892 et dont l'intérêt aujourd'hui réside surtout dans la date de sa publication.

Répartition des signes objectifs du foie suivant les maladies et suivant les sexes (pourcentage sur 2,000 malades).

MALADIES	FOIE normal.		FOIE sensible ou tuméfié.		FOIE hyper- trophié.		FOIE déformé, allongé, abaissé ou à ressaut.		FOIE petit.	
	H.	F.	H.	F.	H.	F.	H.	F.	H.	F.
Dyspepsies.	26	48	32	28	3	6	38	16	1	»
Névropathies.	21	46	31	30	5	»	36	23	5	»
Entéroptose.	33	34	11	21	»	»	55	44	»	»
Lithiase biliaire.	10	30	32	25	12	15	37	29	7	»
Lithiase urique.	24	30	12	37	18	»	39	33	6	»
Diabète.	36	30	13	8	35	33	12	8	2	»
Goutte.	35	»	32	»	»	»	33	»	»	»

Ces notions, relatives aux faits d'identité des types objectifs du foie, suffisent à établir la parenté hépatique de certaines dyspepsies, certaines névropathies, des maladies de la nutrition et des maladies du foie.

Au point de vue des symptômes, on peut abstraire, en outre, un syndrôme fondamental qui est commun à toutes ces maladies, y compris les maladies du foie, et qui est le suivant: périodicité quotidienne où quoti-nocturne des malaises en rapport avec la périodicité des actes de la nutrition, anomalie des fonctions intestinales, anomalie du sommeil, relation des malaises avec la nature des aliments; par exemple, on peut citer l'exagération, à trois heures du soir, de la soif du diabétique ou du dyspeptique, de la faiblesse de l'entéroptosique ou de l'hépatique, de l'hypochondrie du neurasthénique, des malaises du dyspeptique; le début, à deux heures du matin, de l'insomnie chez l'entéroptosique, chez l'hépatique franc, chez le neurasthénique, de la crise de certains cholélithiasiques ; à quatre heures du matin, de l'arthralgie du goutteux, des douleurs du rhumatisant, de la diarrhée de l'hépatique uricémique ; ce sont des exemples de la périodicité des symptômes de l'hépatisme et de son origine digestive.

2° *Faits relatifs à la pathogénie hépatique des maladies de la nutrition.*

Ce sont les suivants :

Existence dans l'état objectif du foie de signes avant-coureurs de ces maladies : telle l'hyperesthésie limitée au lobe moyen, sans autre anomalie du foie avant la crise hépatique, ou, dans la dyspepsie du prélithiasique ; telle la tuméfaction du lobe droit du foie dans le catarrhe gastrique du précirrhotique, ou l'hypertrophie du lobe droit chez le prédiabétique alcoolique.

Existence dans l'état objectif du foie des signes intercalaires des maladies, tels que les types de foies souples à ressaut, ou de signes résiduels ; ces derniers peuvent être, soit la ptose, comme après la lithiase urique, soit la cirrhose, comme l'hypertrophie du diabète alcoolique.

Parallélisme, d'un côté, du processus évolutif du foie de lobe à lobe et de type à type objectif, dans ses caractères d'induration. d'hyperesthésie, ou de retour à la souplesse et à l'indolence, et, de l'autre, du processus symptomatique dans ses caractères d'aggravation ou d'amélioration.

Eclosion ou récidive d'une maladie de la nutrition sous l'influence des causes déterminantes habituelles des maladies du foie ; par exemple, les excès alimentaires, les abus alcooliques, les accès de fièvre intermittente, une maladie infectieuse, une violente émotion, qui sont des causes de maladies du foie, peuvent ramener une colique hépatique, un accès de goutte, un surcroît de glycosurie, etc. ; de même les divers actes de la vie génitale de la femme (puberté, puerpéralité, ménopause), peuvent déterminer, soit une maladie du foie chez les non diathésiques, soit une maladie de la nutrition, ou encore une maladie proprement dite du foie, chez les malades en puissance de diathèse hépatique.

Pronostic des maladies de la nutrition tiré de l'état du foie : c'est ainsi que, dans le diabète à gros foie, le pronostic est meilleur si ce gros foie est souple que s'il est induré, si, tout en étant dur, il est sensible que s'il est indolent, et ce pronostic favorable du diabète peut être porté en dépit de l'allure parfois grave de tous les autres symptômes.

C'est encore l'identité des indications thérapeutiques qui

existe dans les maladies du foie, les dyspepsies, les névropathies et les maladies de la nutrition : suppression des mêmes causes premières, efficacité d'un régime approprié, efficacité des alcalins et des purgatifs ; on conseille les purgatifs dans toutes les maladies du foie, comme on les retrouve dans tous les spécifiques du rhumatisme ou de la goutte.

Enfin, une dernière preuve de la pathogénie hépatique de la maladie se trouve dans la pathogénie hépatique d'un grand nombre de symptômes imputés à tort à un autre organe que le foie. C'est ainsi que la pression épigastrique détermine une hyperesthésie dont le siège est, non pas l'estomac, mais beaucoup plus souvent le lobe gauche du foie. C'est ainsi que, par la pression directe du foie en tel ou tel point de son bord, on peut provoquer le retour de malaises tels que : douleur à l'épaule droite, nausée, étouffement, constriction à la gorge, crampe d'estomac, etc., etc. Ces symptômes, dont on se sert pour caractériser des maladies jugées à tort indépendantes du foie, sont donc tous des symptômes hépatiques.

3° *Faits relatifs à la pathogénie de la diathèse.* — Mais, objectera-t-on, de ce qu'une maladie de la nutrition peut, à la rigueur, être causée par une maladie du foie, cela ne prouve pas que la maladie du foie soit la cause première de cette disposition à contracter des maladies de la nutrition.

A cette objection, on peut répondre par les observations suivantes :

C'est d'abord la permanence, dans l'intervalle des maladies qui se succèdent chez le diathésique, des signes objectifs et des symptômes subjectifs fondamentaux d'un principe morbide hépatique ; c'est l'existence, dans les phases silencieuses, des types de foie déformé, abaissé ou à ressaut. Ce sont les symptômes tirés de la périodicité, des troubles du sommeil, de l'excrétion intestinale, symptômes que font réapparaître le moindre écart d'hygiène, la moindre cause perturbatrice du foie. Ce sont en outre, dans de nombreux cas, les attributs permanents d'une insuffisance plus caractérisée de l'une des deux fonctions biliaire ou urique du foie (tempérament bilieux, tempérament uricémique ou hépatorénal).

En second lieu, on remarque que, chez les diathésiques, les maladies dont ils sont atteints se succèdent suivant un ordre régulier durant le cours de la vie, et que cet ordre est en rapport, soit avec l'âge du malade, soit avec la date de la première maladie ; parallèlement, et aussi dans un ordre déterminé, se succèdent les divers types objectifs du foie. C'est ce qu'on observe à merveille dans l'hépatisme alcoolique, que j'ai appelé l'alcoolisme insidieux, et qui offre tous les enseignements d'une diathèse expérimentale. Chez ces malades, la pituite s'observe entre 20 et 25 ans; l'obésité, entre 25 et 35 ; la gastralgie entre 30 et 35; la goutte apparaît entre 35 et 40 ; la lithiase, entre 35 et 45 ; la congestion du foie, entre 30 et 50; la neurasthénie, entre 40 et 45 ; le diabète vrai, entre 40 et 50 ; la cirrhose, entre 50 et 55 ans, etc. Parallèlement se succèdent l'hyperesthésie du lobe gauche, la tuméfaction du lobe droit, l'hypertrophie d'abord lobaire, puis totale, la ptose si la maladie peut être enrayée, ou la cirrhose hypertrophique, et enfin la cirrhose atrophique. L'ordre de cette succession est en rapport avec la cause première de l'hépatisme.

On note, en dernier lieu, la fréquence, dans les phases intercalaires des maladies de la nutrition, des maladies proprement dites du foie, congestion, ictère, etc., ce qui prouve bien que ces maladies sont équivalentes aux maladies de la nutrition. On note surtout le début de la série de ces maladies, et parfois la fin de la série, par une maladie proprement dite du foie ou des voies biliaires et, comme cause de cette première atteinte hépatique, une des causes communes des maladies du foie. C'est ainsi qu'à côté de l'hépatisme alcoolique, on doit décrire un hépatisme infectieux, toxique, émotif ou, en d'autres termes, un hépatisme saturnin, éberthien, paludéen, dysentérique, gravidique, ptosique, etc., etc. Chacune de ces variétés peut avoir sa goutte, son obésité, sa dyspepsie, sa neurasthénie, son entéroptose, ses lithiases, son diabète, etc. ; de même chacune a ses phases de congestion du foie, d'hypertrophie, de précirrhose, prélithiase, cirrhose, ptose, etc. Enfin, il existe fort souvent un hépatisme mixte, résultant de la superposition, chez un même sujet, de moments étiologiques multiples.

Cette première maladie du foie qui ouvre la série peut survenir à tout âge; il faut parfois la rechercher dans la première enfance (comme, dans le diabète alcoolique de la quarantième année, il nous faut rechercher la première manifestation hépatique dans des anamnestiques remontant à vingt ans avant). Elle s'est traduite alors, soit par une maladie proprement dite du foie ou des voies biliaires, soit par un trouble persistant de l'estomac ou de l'intestin. Parfois, d'après Charrin, c'est pendant la vie intra-utérine que le foie a été intoxiqué; or, c'est cette première maladie, si elle a été assez intense ou assez durable, qui crée l'insuffisance hépatique constitutionnelle, source de la diathèse. Dès lors, le sujet est « disposé » aux maladies caractéristiques de cette insuffisance, dyspepsie, névropathie, maladies de la nutrition, maladies proprement dites du foie, que fera éclater la moindre cause occasionnelle. C'est l'hépatisme acquis. L'hépatisme héréditaire n'en diffère que parce que la maladie du foie, qui ouvre la série, a été contractée par les ascendants et léguée par eux ; l'hépatisme héréditaire diffère encore de l'hépatisme acquis, parce que, d'après mes observations, les signes objectifs anormaux du foie se rencontrent moins fréquemment dans les affections hépatiques héréditaires que dans les affections acquises, comme si les caractères objectifs anormaux trahissaient une lutte plus grande de l'organe contre l'invasion de la maladie ! On sait d'ailleurs que le foie peut être malade sans présenter des signes objectifs anormaux.

Le traitement de la diathèse doit donc être le même que celui des diverses maladies auxquelles prédispose cette diathèse ; c'est le traitement de l'insuffisance du foie, c'est la prophylaxie des maladies du foie : hygiène alimentaire, exercice, laxatifs et alcalins à petites doses répétées. Prémunition contre les causes premières.

Si la théorie de l'hépatisme est vraie, comme j'en ai la conviction, s'il est vrai que la diathèse des maladies de la nutrition ne soit qu'une longue affection hépatique évoluant dans le cours de l'existence, préludant par un simple trouble fonctionnel, pouvant aboutir aux lésions anatomiques les plus graves, il faut reconnaître que, de toutes les insuffisances hépatiques, c'est la « plus petite » insuffisance qu'il est le plus utile de savoir diagnostiquer. Seule, en effet, parmi les insuffisances, elle permet de prévoir, par conséquent de prévenir les maladies dont elle est la cause, maladies de la nutrition, dyspepsies, névropathies indéterminées, maladies proprement dites du foie. Il faut faire ce diagnostic, non seulement pendant les maladies de la diathèse, mais dans l'intervalle silencieux, c'est-à-dire d'apparente santé, qui sépare ces maladies ; c'est le diagnostic de la diathèse elle-même.

Les caractères sur lesquels repose le diagnostic, je me suis efforcé de les dégager d'une expérience de vingt-cinq années, portant sur plus de dix mille malades. Les observations de ces malades ont été relevées comme des observations d'hôpital ; chacune a son diagramme de viscères abdominaux, et, chez le plus grand nombre, la courbe urologique a été dressée par le chimiste bien connu, M. Gautrelet, suivant les rapports des éléments entre eux et suivant le coefficient biologique individuel. Enfin, chez quelques centaines de malades, l'observation a été poursuivie pendant plusieurs années consécutives, ou mise à jour à des intervalles de cinq, dix, parfois quinze années.

Le diagnostic de la diathèse hépatique, de l'hépatisme, sera d'autant plus certain que l'on trouvera réunis chez le même sujet le plus grand nombre des caractères suivants :

Signes cardinaux de l'hépatisme : périodicité quotidienne ou quotinocturne des malaises ou de leur exacerbation, trouble des fonctions intestinales, trouble du sommeil, relation avec la quantité ou la qualité des aliments (nocuité des alcools, des graisses, des farineux) ;

Syndrôme dyspeptique, névropathique, hépatique ou des maladies de là nutrition ;

Etiologie des maladies hépatiques : alcoolisme ou autre toxique du foie, excès alimentaires, absolus ou relatifs (relation avec l'exercice physique), impaludisme, infections, auto-intoxication (la puerpéralité peut agir comme cause par l'un de ces trois mécanismes), secousses morales, traumatismes, etc.

Antécédents morbides hépatiques proprement dits (congestion du foie, ictère, coliques hépatiques, etc.) ;

Etat objectif anormal, palpable, du foie ;

Hyperacidité des urines (sels acides, acides de la série grasse, acides amidés, etc.). Or, je dis que cette hyperacidité trahit une insuffisance hépatique. En effet, l'enquête a démontré qu'il s'agit bien d'une affection du foie ; une affection du foie s'accompagne toujours d'insuffisance de cet organe ; l'insuffisance du foie cause forcément une viciation de la nutrition ; toute viciation de la nutrition se traduit par une viciation de l'excrétion urinaire ; cette viciation de l'excrétion urinaire trahit une insuffisance des combustions ; l'insuffisance des combustions traduit donc l'insuffisance hépatique.

Urologie caractéristique de l'insuffisance hépatique. En outre de la glycosurie, de l'azoturie urique, etc., on doit admettre, comme signes directs de cette insuffisance, la peptonurie et l'urobilinurie. J'ai exprimé l'avis, conforme à celui de Gautrelet, que la peptonurie pourrait être élevée à la dignité de signe diathésique, car on la trouve toujours, et dans les maladies de la diathèse et dans leurs périodes intercalaires de bonne santé apparente, et elle ne peut être causée, d'après les données actuelles de la science, que par l'insuffisance hépatique. J'ai noté qu'elle croît parallèlement à l'urobilinurie, et que toutes deux croissent avec la gravité des signes objectifs du foie.

Enfin, dans les cas douteux, on recourra au sérodiagnostic spectroscopique de M. Hayem. Il se pourra qu'on décèle dans le sérum, alors même que les urines sont acholuriques, la présence de pigments biliaires, on concluera de cet ictère à la

pathogénie hépatique et, en particulier, à la modalité cholémi-
que de cette pathogénie (l'autre modalité étant la modalité
uricémique).

Si, en dépit de tout ce qui précède, la théorie hépatique des
maladies de la nutrition n'est pas vraie, mon expérience m'a
appris qu'il faut traiter malades et prédisposés comme si la
théorie était vraie, car c'est ainsi qu'on leur rend le plus de
services.

Si la théorie de l'hépatisme n'est pas vraie, s'il n'est pas vrai
que la série des maladies qui se succèdent chez le diathésique
soit la série des étapes d'un processus hépatique engendré par
les causes communes des maladies du foie; s'il n'est pas vrai
que l'insuffisance constante des oxydations, que la dyscrasie
acide persistante soient une conséquence de l'insuffisance hépatique, alors il faudra admettre une doctrine nouvelle en pathologie. Il faudra admettre que deux processus morbides, absolu-
ment indépendants l'un de l'autre, d'un côté le processus
hépatique, de l'autre le processus humoral (arthritique, herpétique ou bradytrophique), peuvent évoluer chez un même
sujet durant le cours de son existence, en restant totalement
étrangers l'un à l'autre. Bien plus, il faudra admettre que l'un
de ces processus, le processus hépatique, alors même qu'il se
traduit par les signes objectifs les plus grossiers et affecte un
des organes les plus indispensables à la vie chez l'homme,
c'est-à-dire le foie, peut ne déterminer aucun trouble physio-
logique, ne se trahir par aucun symptôme!

Pendant ce temps, au contraire, l'autre processus, le seul in-
criminé, celui qui accapare à lui seul, et à l'exclusion rigou-
reuse du foie, toute la scène morbide, ce prétendu processus
humoral ou nerveux dont on ne connaît ni la cause, ni le substratum, ni le traitement, donne à l'observateur la comédie
suivante : il simule, jusque dans ses moindres détails, le rôle
et les attributions d'un processus hépatique, il revêt le masque
de l'un des tempéraments bilieux ou hépatorénal propres à une
affection du foie, il peut commencer et finir par une vraie maladie du foie, et, enfin, il rentre dans le silence dès qu'on le
combat par l'hygiène et le traitement des maladies proprement
dites du foie!!!

En terminant, je me permets de recommander, pour la vérifi-
cation de cette théorie, la recherche des symptômes cardinaux
de l'hépatisme, la technique de palpation par le procédé du
pouce, son application systématique chez les malades, en parti-

culier chez les malades de la pratique privée, atteints de dyspepsies, de névropathies, de maladies de la nutrition, chez tous ceux présentant dans leurs anamnestiques de francs antécédents hépatiques ou l'étiologie d'une des maladies du foie. Il restera ensuite à vérifier, par la comparaison des diagrammes successifs du foie et des courbes urologiques successives d'un même sujet à des mois et des années d'intervalle, si ces maladies ne sont pas les phases d'un processus plus général, si ce processus général n'a pas un substratum hépatique, si ce substratum n'implique pas une insuffisance constitutionnelle du foie, héréditaire ou acquise, si, enfin, le terme d'«hépatisme» n'est pas le seul dont la compréhension soit assez grande et en même temps assez nettement limitée pour caractériser cette famille nosologique.

C'est surtout, et malheureusement pour la diffusion de la doctrine hépatique, presque exclusivement dans la pratique privée, que tous ces faits cliniques peuvent être recueillis, car on observe la diathèse de l'hépatisme surtout dans la classe aisée, et les phases de son évolution surtout chez le malade non alité. A l'hôpital, on ne voit guère ces diathésiques, sinon lorsqu'une de leurs maladies est compliquée, ou bien encore, lorsque c'est la dernière de la série.

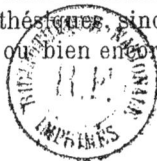

Toulouse, Imp. DOULADOURE-PRIVAT, rue St-Rome, 39. — 1253